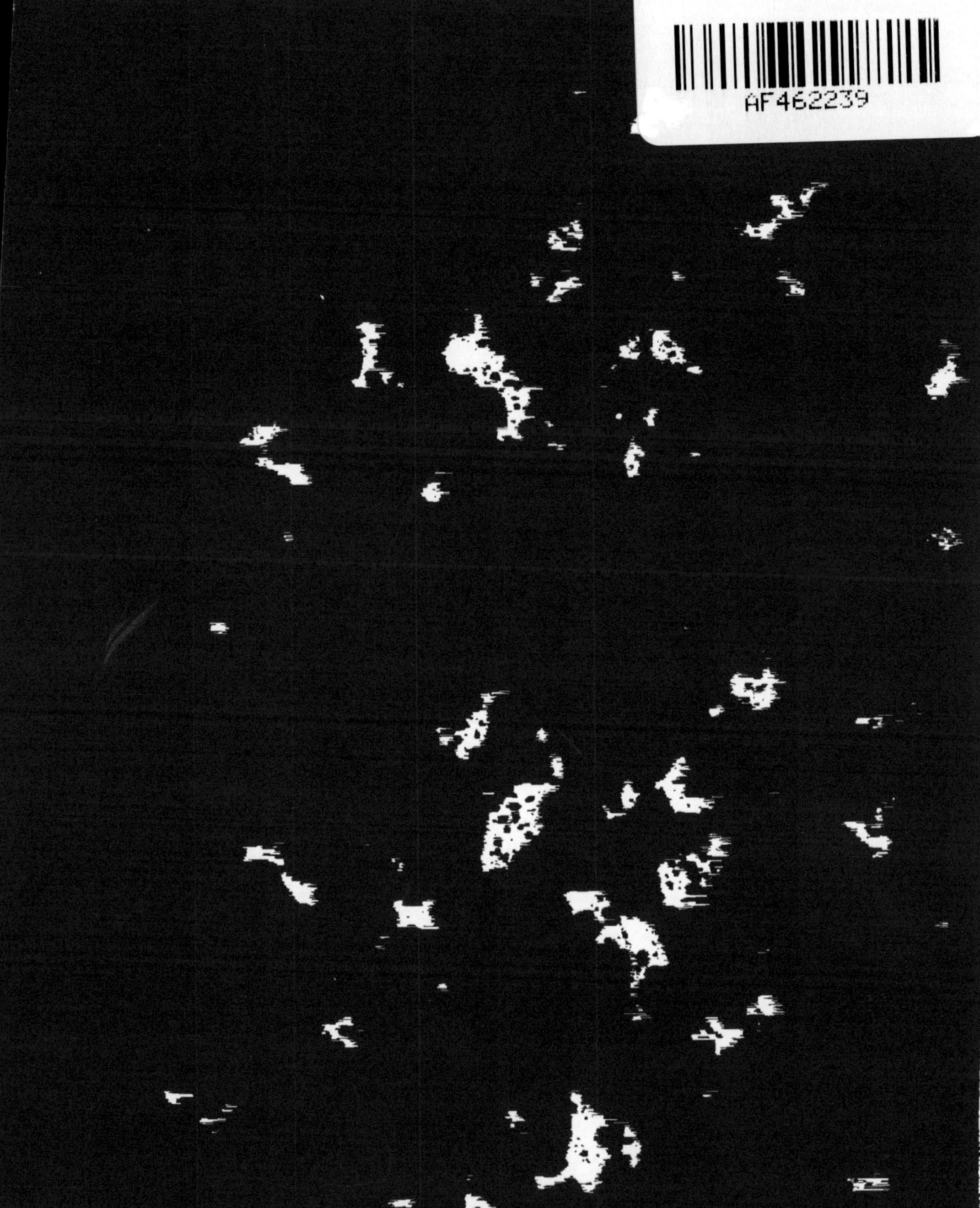

DU MÊME AUTEUR.

Lettres sur le charlatanisme.

Articles de doctrines médicales philosophiques.

Pharmacologie magistrale, avec des considérations pathologiques, thérapeutiques et physiologiques, etc., etc.

Considérations générales sur la rage et son traitement.

Étude sur le choléra asiatique et sur son traitement.

— sur la laine (flanelle) au point de vue physico-physiologique et thérapeutique.

Memoire sur le choléra asiatique.

— sur la fièvre typhoïde et sa nature essentielle.

— sur la saignée chez le vieillard.

— sur les maladies de l'utérus et leur traitement.

— sur la goutte et son traitement.

— sur les blancs de fard à base de plomb et le danger de leur usage.

— sur la condition morbide de la luette et sur l'influence qu'elle exerce comme cause de nombreuses maladies.

— sur l'angine couenneuse, gangréneuse, épidémique et endémique.

— sur le tabac, son usage et ses effets médiats ou immédiats sur l'énonomie, et son influence sociale.

SOUS PRESSE :

Mémoire sur la possibilité de prolonger la vie chez l'homme.

Formules de thérapeutique générale.

Montmartre. — Imp. Pilloy.

ÉTUDE MÉDICO-PHILOSOPHIQUE

SUR LA

COUTUME DE COUCHER DEUX

OU

PLUSIEURS ENSEMBLE

DE

SES FACHEUSES INFLUENCES PHYSIQUES ET MORALES

PAR LE DOCTEUR

FULGENCE FIÉVÉE DE JEUMONT

DE GIVRY (HAINAUT)

Membre de la Légion-d'Honneur, de l'Ordre de Léopold de Belgique
et de plusieurs autres,
Membre de l'Académie royale de médecine de Belgique, de la société de pharmacie de Paris
de la société de phrénologie, etc., etc.

La conscience grandit le devoir, et le médecin, moins que personne, ne peut en négliger la pratique rigoureuse.

PARIS
A LA LIBRAIRIE FRANÇAISE ET ANGLAISE
DE J.-H. TRUCHY
26, boulevard des Italiens

1857

ÉTUDE MÉDICO-PHILOSOPHIQUE

SUR LA

COUTUME DE COUCHER DEUX

OU

PLUSIEURS ENSEMBLE

DE

SES FACHEUSES INFLUENCES PHYSIQUES ET MORALES.

I

Une question d'hygiène de premier ordre, dans le sens purement matériel; une autre question, non moins importante sous le rapport moral, s'offrent concurremment à nous dans l'examen d'une thèse qui peut se définir ainsi : *Dangers qui résident dans l'habitude de coucher deux ou plusieurs ensemble.*

Si insolite et même audacieuse que puisse paraître une telle discussion, au point de vue d'une coutume que le temps et les mœurs ont consacrée, nous invoquerons en sa faveur le privilége qui s'attache au médecin, dont le rôle, en ce qui concerne les influences sur la vie humaine, est de tout discuter pour tout éclaircir, et dont la science s'approche le plus de ce qu'on appelle la philosophie générale.

II

S'il faut dire tout de suite notre pensée, nous ne nous expliquons pas comment, jusqu'à ce jour, on a négligé de porter une investigation sérieuse dans un ordre de choses qui transgresse aussi évidemment les plus simples prescriptions de l'hygiène ; car personne nesaurait nier les effets qui peuvent résulter de la mise en contact de deux ou plusieurs individus différents d'âge, de sexe, de constitution, de tempérament, de tissu cutané, d'excrétions et de sécrétions plus ou moins anormales, dans un milieu où toutes les conditions d'exhalation ou d'absorption se trouvent réunies nous voulons parler ici d'un lit où la température s'élève par la chaleur animale, où l'homme, la femme, l'enfant sont enfermés, le plus souvent sous des couvertures isolantes, éminemment propres à faire incuber et se développer tous les poisons morbides pouvant prendre leur source dans l'organisation humaine.

La question nous paraît immense, si on veut bien la généraliser ; elle importe non-seulement à l'individu, elle touche aussi aux intérêts les plus légitimes de l'humanité et à la société par son côté moral. Nous ne nous dissimulons pas que les principes de philosophie hygiénique que nous voulons faire prévaloir ici seront accueillies par une vive opposition ; mais nous avons la confiance qu'avec le temps ils triompheront, et que la santé publique finira par y trouver son compte, comme les mœurs y rencontreront leur bénéfice et le sentiment religieux une plus large application.

III

Esquissons donc la série des funestes résultats que produit cette habitude de coucher deux ou un plus grand nombre d'individus dans le même lit ; parlons d'abord de l'enfant, avec sa nourrice, ou sa bonne, ou sa mère, ou un autre enfant. Dans cet intime contact entre des âges différents, l'enfant n'a qu'à souffrir, car il absorbe facilement ; sa vie pulmonaire, très-active, facilite encore l'introduction des éléments délétères par la voie respiratoire ; il peut aussi péricliter dans sa nutrition et son accroissement, par cette raison que l'adulte est naturellement plus susceptible de s'approprier des éléments étrangers que de céder les siens.

Il y a donc défaut manifeste d'équilibre ; pour parler plus exactement, il s'en établit un, tout entier au détriment du petit être qui, pour réparer ses déperditions, accrues dans ce centre que nous pourrons appeler centre d'incubation, aurait besoin de toute autre chose que de ces produits excrétionnels, de cette stase humorale, de cette chimie morte, que l'âge, les passions et même les excès de l'adulte tendent à développer.

A côté de ce tableau des dangers, si grands déjà, que court l'enfant couché dans le même lit que sa nourrice, sa mère ou toute autre personne adulte, n'oublions pas d'en signaler un plus terrible encore, celui d'être étouffé, asphyxié sous la pression nocturne du corps de son compagnon de lit. Dans le cours de notre carrière médicale, nous avons pu constater quatre accidents mortels provenant de semblable source.

IV

Si, abandonnant la question au point de vue de la première enfance, nous considérons la cohabitation nocturne de deux individus en rapport d'âge, nous n'aurons pas moins d'inconvénients pathologiques à enregistrer.

Admettons, en effet, que ceux-ci ne soient pas dans les mêmes conditions physiologiques, que l'un, par exemple, transpire et ne perspire pas, que l'autre perspire et ne transpire pas : dès lors, il y a toute une somme de résultats faciles à prévoir et à expliquer. Si la peau sèche et rude d'un bilieux est en rapport avec la peau blanche où le lymphatisme est en excès; si la peau sèche et chagrinée d'un individu usé, d'un vieillard, est en contact avec une vitalité plus active et plus facile à céder les éléments dont elle a si grand besoin, n'est-il pas de toute évidence que le premier vivra aux dépens du second? La tendance physiologique d'une peau sèche est de s'imprégner de tout ce qu'une peau douce et humide peut lui céder; ceci est incontestable. Dans ce cas, il arrive donc que l'un absorbe ce qui est bon et laisse à l'autre, en échange, ce qui est mauvais.

Mais ce résultat peut être réciproquement vrai, dans une condition plus voisine de l'équilibre, c'est-à-dire, — et ceci est avéré pour nous, — que dans le milieu créé par le coucher à deux, une sorte de perversion a lieu, nuisant à tous les deux, mais altérant chacun aux dépens de l'autre.

V

Nous n'avons encore parlé que de la peau, de ce tissu protecteur du corps tout entier, et qui a pour condition anatomo-physiologique l'appareil excréteur-sécréteur et une incitabilité nerveuse provenant d'une texture réagissant, suivant les circonstances, du dedans au dehors ou du dehors au dedans : véritable sac, dans lequel sont renfermés les organes généraux et nécessaires à la vie. Ce tissu extérieur, substitutif de l'appareil muqueux, reçoit de celui-ci des effets de perversion, tout comme il reporte sur les membranes muqueuses des éléments morbides. L'aspect de la peau, son toucher, sa chaleur, sa rugosité, sa forme éruptive, sa sécheresse, sa détente, son relâchement, sa coloration, sa pâleur, sont autant de signes dont le médecin, en toute occasion, doit tenir grand compte. Pourquoi, en la circonstance dont il est ici question, l'homme de l'art renoncerait-il à préjuger des accidents pathologiques que le contact de cette peau, affectée ou non, peut créer et déterminer, en tout lieu et en toute occasion.

Loin de conseiller cette abdication du médecin devant une question jusqu'ici si négligée, nous sommes convaincu que toutes les spécificités morbides ont là leur *summum* d'influence ; la gale, les affections dartreuses, les éruptions de toutes natures, à causes spécifiques ou non, peuvent pervertir, altérer l'organisme contigu, créer par la communication directe des effets fâcheux, et par l'absorption des éléments morbides, altérer profondément la santé de celui qui avait résisté au contact direct, d'où surgissent souvent les maladies chroniques et occultes.

VI

Il nous faut néanmoins mentionner une condition possible à la rigueur, mais purement hypothétique, — celle de la mise en présence de deux natures identiques dans la constitution de la peau, dans l'énergie de la circulation cutanée, dans les impressions nerveuses, soit générales, soit seulement superficielles, — et reconnaître, à la rigueur, que ces natures auraient peu à souffrir d'un contact temporaire.

Mais nous avons eu raison d'établir cette supposition simplement pour mémoire ; car, où peut-on trouver ces conditions parfaitement semblables, cette égale action équilibrante, ces sensations analogues, ces dosages égaux, en un mot, de la vie physiologique? Dans aucun cas, sans doute, et c'est parce que nous croyons cette identité difficile, impossible même, que nous ne pouvons consentir à faire des exceptions en faveur de telle combinaison individuelle que ce soit. Homme à homme ou femme à femme, enfant à enfant, si on le veut, eh bien ! même dans cette occurence, une variabilité quelconque viendra irrévocablement révéler non des analogies, mais des différences innombrables, quels que soient l'âge, le sexe, la forme, le tempérament, la texture de la peau, la couleur pileuse ou chevelue, la blancheur du corps ou son expression chagrinée, sa rigidité ou sa mollesse, sa vitalité ou sa négation, sa caloricité ou sa réfrigération, sa vultuosité ou sa pâleur, son animation ou son état plombé, son habitude perspiratoire ou ses sueurs d'apparence grasses et ses effluves plus ou moins volatilisables, et si facilement absorbées.

VII

Chez les animaux comme dans les végétaux, tout se déforme, se transforme, s'annihile ou se pervertit par le contact; la vie morale, et bien autrement la matière organique animale, subissent l'empire d'une loi qui tend à associer, mais rarement avec avantage, celui qui a trop à celui qui n'a pas assez, non dans une mesure convenable, mais d'une façon abusive pour celui qui ne reçoit pas le bon sans le mauvais, comme pour celui qui donne trop sans compensation. Il s'ensuit qu'un enfant qui dépérit peut nuire considérablement à l'enfant qui ne vit que du nécessaire de sa constitution, et que ce même enfant qui n'a que juste ce qu'il lui faut peut aussi se laisser absorber par celui dont la vitalité est plus active. Les tempéraments nerveux, les constitutions particulièrement bilieuses compromettent évidemment les constitutions lymphatiques souvent nerveuses; aussi les premiers, vivant dans un état de plénitude du fluide électrique positif, envahiront l'électricité négative du tempérament lymphatique; le mariage de ces deux agents physiques sera tout à l'avantage de celui animé de plus de virtualité dynamique; l'autre sera en quelque sorte absorbé par une force qui ne peut que l'entraîner au moral comme au physique. Tout sera à son avantage, car la négation ne l'emporte jamais sur l'affirmation, dans l'ordre physique comme dans l'ordre moral.

VIII

Un coup d'œil réfléchi sur tous les faits que la nature révèle chaque jour et d'une manière incessante, confirme la vérité de ces observations. La peau peut être malade, elle peut accuser par des signes certains la nature d'un virus qui fait éruption et dont la transmission peut avoir lieu non directement, mais médiatement, soumis qu'il est à ce milieu, véritable foyer d'infection; car la chaleur et l'air peu oxigéné sont éminemment favorables à l'incubation des principes toxiques ou virulents. Qu'on se fasse une idée de ce laboratoire où tous les gaz carbonisés, hydro-sulfureux, phosphoriques et carboniques se disputent à l'envi les transformations chimiques, véritable foyer dans lequel tout est fâcheux et non respirable.

Ici nous parlons au nom de la science, de la raison, de l'expérience, et à ceux, bien entendu, qui cherchent l'amélioration dans l'avenir et répudient les erreurs du passé. Toute tendance au progrès acceptera, sans conteste, ces idées que nous croyons douées du véritable cachet philosophique.

IX

Nous n'aurions que le choix dans la définition des morbificités ainsi transmissibles ou directement nuisibles; par exemple, ces affections strumeuses, dans lesquelles tous les éléments de la constitution sont carbonisés, où toutes les humeurs sont acides (quand l'acidité prédomine, la nutrition est altérée), où le système lymphatique rend l'assimilation difficile, où la vie glanduleuse n'est nullement stimulée, où la lymphe est refroidie, et où le système nerveux, irrégulier dans son vitalisme, inégal dans ses fonctions, agit *anarchiquement* sur la constitution générale. Que doit-il produire au contact nocturne, cet ensemble d'altérations physiologiques? On n'a pas encore dit, mais on l'a pensé, que les mauvaises constitutions, celles qui vivent sous ces conditions morbides, ont leurs excrétions qui participent du mauvais état général ou local des humeurs. La mauvaise houille ne donne-t-elle pas de la mauvaise fumée? le mauvais bois, du mauvais feu? Dans l'échelle des organisations, aussi bien dans le règne végétal que chez les animaux, un mauvais producteur donne de mauvais produits, les mauvaises nutritions créent une mauvaise assimilation, et celle-ci, troublée, rend au corps un détritus non assimilable qui accuse son origine : c'est là qu'on doit chercher la cause première de ces organisations cacochymes ou cachectiques. Par ces exemples, nous formulons une pensée pratique qui relève entièrement de l'observation. Les personnes atteintes d'affection cancéreuse, de syphilis, de psore, etc., peuvent introduire dans l'organisme d'autrui des principes altérants, non pas peut-être propres à créer ce que l'inoculation locale peut engendrer, mais capables de rendre constitutionnelle telle ou telle spécificité. Il va sans dire que cette force d'absorption est relative aux conditions particulières des sujets mis en contact, au milieu, aux circonstances, enfin, qui peuvent en favoriser l'action, le développement et la propagation. C'est donc une vérité irréfragable pour nous, que si les virus peuvent se traduire par des accidents locaux inoculés, ils se révèlent aussi par la voie de l'absorption générale, et il nous paraît incontestable que tel qui a une syphilide directe ou constitutionnelle peut la transmettre à celui qui est pur, dans des conditions de facile absorption. Nos propres observations sur la valeur particulière de la peau, des âges, etc., confirment des idées qui, jusqu'à ce jour, n'ont été émises en quelque sorte que comme propositions; car quelque chose du sentiment vulgaire est conforme à notre manière de voir. Ne sait-on pas que, dans les écoles, on exclut des salles d'étude les enfants atteints de teigne, quelle que soit leur nature; que les sujets psoriques sont mis à l'écart, ainsi que ceux qui portent des éruptions herpétiques? Cependant, le danger, là, est bien moins grand que lorsque deux individus, dont l'un est sain et l'autre affecté, vivent dans un cloaque où l'air pénètre à peine, dans un lit qui les renferme et les soumet réciproquement aux exhalations animales, favorisées encore par une caloricité à constitution plus ou moins électrique, négative ou positive.

X

Ces considérations nous mettent sur la voie de quelques idées relatives au rôle du fluide électrique dans l'économie animale, qui trouveront ici très-fructueusement leur place.

Jusqu'à ce jour, on a difficilement reconnu, et beaucoup de hautes intelligences encore ne comprennent pas que le système nerveux ait ses pôles dans les centres nerveux, que les stations du vitalisme soient dans les ganglions et les points de réunion dans les plexus ; c'est tout un appareil complet, résumant toutes les électricités, que cette organisation nerveuse crée, dirige et irradie au besoin. Ce qu'on appelait *névrotisme* n'était qu'une appellation anatomique et physiologique consentie, exprimant à peine la valeur du fluide qu'il dirigeait, et qu'on désignait arbitrairement. En effet, qu'est-ce que le névrotisme ? et peut-on mieux le définir qu'en disant qu'il jouit, comme le fil électrique, de la propriété de porter çà et là le principe vital ? Et ce principe vital, quelle autre chose peut-il être que le fluide électrique ?

S'il est vrai que ce fluide électrique se répand à l'infini par ses conducteurs spéciaux qui sont les nerfs, tels que l'anatomie les décrit, comment serait-il irrationnel d'admettre que l'organisme animal fonctionnant fût un appareil aussi parfait que possible, créant, décomposant et recomposant l'électricité, réalisant le phénomène de la vie, l'altérant et le détruisant, quand une cause vient tarir cette source nécessaire du dynamisme vital ? Dieu a fait l'appareil, et l'appareil, selon la volonté du Créateur, a fait surgir ce qui devait l'animer. Or, si chaque individu porte en lui une condition électro-magnétique, positive ou négative, qui pourrait contester les phénomènes relatifs qui réagissent de l'un à l'autre ?

XI

De ceci il résulte qu'étant mis un sujet en contact avec un autre, ils exercent réciproquement l'un sur l'autre des effets qui accusent leur solidarité. On sait que la neige atténue ou suspend quelquefois le courant électrique; ne sait-on pas aussi que l'attrition, ou ce qui a dynamisé fortement, réfrigère et fait disparaître l'excitation nerveuse? Les rapprochements sont si grands dans les études de l'ordre physique, qu'on est tout étonné que des hommes à l'esprit généralisateur n'aient pas fait avancer de mille ans la connaissance des merveilles que nous sommes si heureux de pouvoir constater aujourd'hui. Tous, nous avons été témoins des influences que des individus peuvent exercer les uns sur les autres, sous l'empire de ce qu'on appelle sympathie. A cet égard, le magnétisme animal ne serait pas une rêverie, ce serait une réalité, pourvu qu'on le dépouillât de tout mensonge, de toute fraude. Quand on se sera bien mis en garde contre ces surprises de la mauvaise foi, on reconnaîtra que les faits constatés par le magnétisme sont la matière d'une science qui a, non l'exactitude mathématique, mais celle qui est relative aux conditions de l'ordre physiologique. Le *similia similibus*, le *contraria contrariis* pourraient également être appliqués aux influences réciproques qui s'établissent dans mille occasions, et tout cela se traduit en une action phénoménale exercée par un agent électrique animal.

Ne rencontre-t-on pas là une source intarissable de phénomènes morbides qui troublent la régularité des lois physiologiques? Qui ne sait que les emportements, les émotions de toute sorte créent, sinon des éléments toxiques, tout au moins contagieux, des effets, pour ainsi dire, qui se transmettent d'un individu à ceux qui en sont le plus rapprochés ou qui se trouvent en contact direct avec lui? On sait aussi que les excrétions ou sécrétions produites sous l'empire des passions ont des effets bien dangereux; l'homme en fureur a une salive lyssique, en quelque sorte : tout produit de cette nature, ou d'une nature analogue, peut devenir funeste en mille occasions. Le voisinage d'un fébricitant aigu nous agite, nous accable et modifie essentiellement notre état normal. Tout ceci est simple à expliquer, en admettant une surexcitation électrique. La peur communique la peur; la peau brûlante, suante ou froide, agit souverainement sur les individus soumis aux effets de ce contact direct. Est-ce que l'expérience ne nous met pas en garde dans les fièvres graves, à raison des humeurs perverties? La fièvre typhoïde veut l'isolement du malade; il en est de même des fièvres intermittentes, ainsi que des varioles, des érysipèles de toute nature.

Dans toutes ces circonstances, il se passe en nous des phénomènes physiques qui réagissent sur ceux ou celui qui se trouvent dans les conditions voulues pour en ressentir les effets ; aucune action extérieure, assez puissante pour exciter notre système nerveux, ne peut passer inaperçue ; tout, dans notre vitalité organisée, est passible de l'altération ou de la perturbation des lois physiologiques.

XII

Ainsidonc, il ne peut être mis en doute qu'il existe, dans l'ordre moral comme dans l'ordre physique, une solidarité soit physiologique, soit physico-chimique, soit purement physique; les agrégations métaloïdes ou métalliques, les minéraux agissant isolément, finissent par s'atteindre et se modifier. Que tout cela se passe sous l'empire de l'agent électrique ou électro-magnétique, qui se trouve toujours là où il y a action ou réaction, division ou composition nouvelle, on comprend que c'est absolument la même chose. Le règne végétal n'échappe pas à cette étroite solidarité. L'horticulteur, le botaniste et tous ceux qui observent la vie végétale, les lois qui la régissent, sont à même de constater, *à priori*, les influences directes et indirectes que les végétaux exercent les uns sur les autres, soit par la racine, soit par l'écorce, soit enfin par les fleurs ou les feuilles.

La caloricité du soleil, cette chaleur que nous pourrions appeler *électrique*, favorise singulièrement les éléments d'imbibition et de transmission : les porosités et les capillarités en fournisent des exemples fréquents. Tout obéit donc à la loi de la modification sous la puissance du contact ; les animaux, les végétaux, les minéraux lui paient un large tribut relatif, soit par la nature vivante, soit par la nature morte. Toutefois, nous devons faire remarquer que la promiscuité tend le plus souvent à altérer la vie de sociabilité chez les animaux, la condition propre, individuelle des végétaux, et souvent, sinon généralement, la nature des minéraux ; le tout, pourtant, sous le bénéfice de nombreuses exceptions, car rien n'est absolu dans la nature.

XIII

Cette digression ne devra pas paraître inutile, si, grâce à elle, nous avons pu mettre en lumière les principes qui nous guident dans cette étude, dont les éléments sont si délicats à bien préciser ; nous avons cru, par cette généralisation, nous faire mieux comprendre et saisir en quelque sorte la nature à l'œuvre dans ses lois universelles, en y faisant figurer tous les règnes dont les sujets pouvaient offrir des exemples à l'appui de notre raisonnement.

Ajoutons que ce qu'on a lontemps appelé le *fluide nerveux*, par une dénomination arbitraire, n'apparaît pas à nos sens de façon à se faire connaître; il est impalpable, occulte, non pondérable, mais seulement supposé; car s'il y a un système nerveux, il doit révéler ses caractères physiques; si on veut lui donner un nom, il faut que sa nature soit appréciable et parfaitement bien déterminée. A notre sens, le fluide nerveux est tout à fait assimilable au fluide électro-magnétique, et on constate ses orages dans l'économie humaine comme dans l'atmosphère. L'hystérie, l'hypocondrie, la catalepsie, l'épilepsie, etc., etc., etc., sont des troubles profonds produits par cet agent général de la caloricité, de refrigération, de convulsion, et de tant de formes névrotiques, si diverses d'apparence, que la cause qui les met en jeu traduit de mille manières l'aberration physiologique. Les névroses, les névralgies apparaissent et disparaissent d'une manière si impromptue, que toute cette série de phénomènes bizarres ne peut s'expliquer que par une formule dont la science seule a le secret; c'est ainsi que dans les névroses musculaires, ces bruits anormaux du cœur, les battements erratiques de certaines parties du corps, on pourrait constater quelque chose d'analogue au mouvement isochrone de la grande circulation.

Ne voit-on pas encore, chez les vieillards et chez les enfants, la réfrigération des extrémités, négation électrique, être soumise aux accidents convulsifs, chez l'un avec réaction cérébrale, chez l'autre sans réaction, mais avec apoplexie ?

Nous le répétons donc avec la plus entière conviction, le système nerveux n'est autre chose qu'un système électro-magnétique animal créant et irradiant à sa façon l'agent électrique, comme le ferait une pile de Volta; c'est une télégraphie de l'âme dont les sentiments ou les sensations se portent çà et là sous l'empire des préférences ou des affinités : aussi deux conditions semblables, négatives ou positives, déterminent des états tout à fait contraires, et créent la répulsion ou l'antipathie.

Déjà la photographie devait élargir le cercle de notre foi dans l'ordre des influences mystérieuses que les phénomènes de vitalité physique subissent sous l'action des causes morales; nous pouvions comprendre qu'il se reflète en nous des impressions de l'objet qui nous a ému ou frappé : les faits n'accusent-ils pas, sans négation possible, cette action énergique sur la femme qui est dans la condition de l'imprégnation et de la gestation. Raison de plus pour penser que l'agent électrique parcourt le système organique, en étant le seul principe de la vitalité, et que l'organisme n'est qu'une machine en quelque sorte inerte, mais admirablement disposée pour fonctionner.

Cette spécialisation matérielle nous aidera dans la suite de notre raisonnement, et des actes naturels, de chaque jour, de chaque heure, de chaque minute même, s'expliqueront ainsi sans difficulté.

XIV

Partant de là que les nerfs étaient les conducteurs naturels du fluide électrique; que cet agent nerveux, ce fluide vital, si on le veut, parcourt en tous sens l'économie, qu'il est l'irrigateur de toutes les parties, de toutes les surfaces, de tout le contenant, de tout le contenu, de tout ce qui est organique, — il en résulte, comme première conséquence, que l'organisme en action a besoin d'équilibre, et que lorsque la pondération n'est pas égale, que la vie est plus active d'un côté que de l'autre, l'être négatif emprunte à l'être positif, le sujet faible se rétablit au contact d'un sujet plus fort. Cette loi de la nature n'a pas besoin de commentaire.

Il s'ensuit donc que deux êtres couchés ensemble, séparés de l'air ambiant en vertu des isolants, respirant dans un milieu où l'œuf éclorait, dans une sorte de bain d'air raréfié, rempli d'atomes dont l'imbibition ne demande qu'une condition facile, où la chimie morte ou vivante transforme le tout, soit sous l'empire d'une loi physique qui commande l'absorption, soit sous la loi chimique de l'affinité ou de celle non moins exigeante qu'on nomme attraction, — il s'ensuit que ces deux êtres peuvent se nuire réciproquement.

XV

N'est-il pas singulier que les règles de philosophie hygiénique ordonnent d'éviter de vivre dans un milieu infecte ou privé d'air ou vicié, et qu'on ne veuille pas cependant se mettre en garde contre les dangers de passer la nuit ou de reposer dans une atmosphère imprégnée d'éléments de décomposition?

Par parenthèse, ce ne serait pas sans surprise que nous verrions contester la facile absorption des gaz dans lesquels sont contenus des principes toxiques venimeux et vénéneux. On est bien certain que les émanations de plomb pénètrent dans l'économie, que les émotions et une vie déprimée favorisent les miasmes paludéens, que les vapeurs délétères, telles que le gaz carbonique, phosphorique, etc., etc., que les bains contenant des principes médicamenteux sont plus ou moins absorbés, que ceux chargés de fer révèlent leur absorption, que ceux contenant la quinine amènent bientôt la présence de ce spécifique dans l'organisme, que ceux chargés de vapeur au cinabre accusent l'action spéciale des préparations hydrargiriques. Il faut donc convenir, d'une façon générale, que dès que l'élément d'absorption ne fait pas défaut, tout ce qui est exhalé ou secrété ne demande que la tolérance pour s'incuber dans une organisation régulière. Ne voit-on pas tous les jours les peintres constater la présence de la thérébentine et de son essence dans leurs urines et dans leurs sueurs? Les fumeurs imbibés de fumée de tabac communiquent à leurs excrétions l'odeur de cette substance. Nous n'en finirions pas si nous voulions apporter tous les exemples confirmatifs de notre manière de voir : et ceux qui mangent de l'ail et autres substances de haut goût ne reproduisent-ils pas, par l'exhalation cutanée, l'impression alliacée? le cubèbe n'est pas pris sans divulguer sa présence dans les excrétions cutanées et vésicales; toutes les odeurs toxiques ou non se reproduisent par voie d'inhalation et d'excrétion, tant il est vrai que notre organisation anatomo-physiologique se prête à toutes les influences du système absorbant et exhalant.

XVI

La physiologie organique et celle de qui relève la vie morale, sont encore peu comprises au point de vue philosophique ; jusqu'à ce jour, leurs lois absolues n'inspirent pas toujours cette foi qui s'appuie sur des faits bien constatés, parce que ces faits ne sont pas toujours reproduits les mêmes. La formule est bonne, mais la traduction est souvent fautive ; aussi dans une époque comme la nôtre, d'anarchie philosophique, chaque système conteste passionnément au passé ce que le passé a fourni; il n'y a plus une école, il y a une infinité d'écoles qui jettent les échos dérisoires de leurs erreurs dans l'âme des néophytes de la science, et des doutes qu'ils ne peuvent pas même justifier. On doit cette décadence de l'esprit médical spécialement à la tendance qui veut tout matérialiser, et à l'abandon de la croyance aux principes qui régissent les fonctions de la vie.

Il n'en est pas moins vrai que tout physiologiste philosophe peut se rendre facilement compte des influences agissantes et réagissantes du dedans au dehors et du dehors au dedans, dans l'organisme humain, et, sous l'empire de cette méthode infaillible, trouver dans le sujet qui constitue notre étude actuelle des influences délétères, non-seulement des éléments sceptiques, venimeux ou vénéneux, mais aussi des spécificités morbides transmissibles inoculables, contagieuses ou infectantes.

Il nous semble qu'il serait impossible au savant lucide et consciencieux d'offrir un tableau plus exact des dangers que l'humanité a à souffrir d'une coutume établie et que l'hygiène doit sévèrement condamner ; au reste, le temps marche, les progrès s'accomplissent, et déjà on a compris, dans les hôpitaux comme dans l'armée, comme dans les établissements publics, que coucher deux offrait au corps et à l'âme des influences fâcheuses.

Quand on y réfléchit un moment, on est tout étonné d'avoir vu et de voir encore consacrer cette habitude comme un devoir, une nécessité, tant il est vrai que les habitudes exercent une influence indélébile sur la société. Une coutume semble être toujours respectable, elle nous paraît comme une partie de l'héritage de nos pères. Aussi comprenons-nous bien que, dans cette circonstance, c'est en quelque sorte une révolution que nous tentons d'abord dans les sentiments de la famille, ensuite dans ceux que le mariage exige, ou permet, ou protége, et enfin dans celles des considérations sociales qui tiennent à la fortune, à la localité, à la parenté, aux nécessités de certains établissements.

XVII

Nous n'avons jusqu'ici parlé que des effets délétères pouvant résulter de la cohabitation nocturne de deux individus physiologiquement dissemblables, mais nous n'avons pas signalé le danger de coucher avec certains individus organiquement malades, surtout ceux qui vivent sous l'influence de diathèses cancéreuses, scrofuleuses, scorbutiques, ou avec ceux qui portent sur les surfaces cutanées des pustules, des ulcérations et des éruptions, quelle qu'en soit la nature.

Nous devons surtout mettre en première ligne ceux ou celles qui portent dans l'économie les germes tuberculeux, principalement quand ces tubercules sont ramollis ou qu'ils suppurent par la voie pulmonaire. Si les tubercules ne farcissent que la voie intestinale, ils sont moins à craindre, mais si la transpiration est colliquative, l'absorption alors peut toujours être bien funeste.

En effet, la contagion se pratique lentement, mais elle finit par se réaliser quand il y a prédisposition et une durée d'action considérable. Cette contagion pour nous est plus que probable, elle est assurée; dans certains cas elle ne fait qu'altérer, dans d'autres circonstances elle est généralement redoutable.

Bien avant nous, dans des siècles en arrière, on croyait tellement à cette puissance contagieuse qu'on brûlait ce qui avait appartenu à la victime. Quant à nous, nous croyons que la prudence ordonne d'éloigner tout tuberculeux de la couche partagée : les deux individualités s'y créent un milieu dans lequel la nature spécifique tuberculeuse s'établit, et qui peut devenir fatal à l'un et à l'autre, au même titre et avec la même puissance que la morve se propage dans la race chevaline.

Cette observation ne devrait pas échapper à la prudence des familles ; elle faisait autrefois partie de la prophylaxie médicale; mais, depuis que l'humorisme a cessé d'être professé dans les écoles, elle est tombée en discrédit. Nos efforts tendront toujours à la représenter sous l'aspect d'une vérité irréfragable, propre à l'intoxication tuberculeuse.

XVIII

Après avoir étudié, au point de vue de l'hygiène, les effets qui peuvent surgir de l'habitude consacrée de coucher deux ou en plus grand nombre, une fois bien déterminé, par toutes les prévisions de la science médicale, quelles espèces de dangers pouvaient en résulter pour le corps, il nous reste à traiter psychologiquement la question, et à considérer sa non moins grande importance morale. Ici, nous avons besoin de quelques précautions oratoires, et nous devons avertir le lecteur que les principes moraux et les sentiments religieux vont être invoqués par nous pour nous justifier de porter un œil trop perspicace dans la vie intime, afin d'y combattre une habitude née peut-être en même temps que l'homme. Mais cette dernière considération ne saurait nous arrêter; car s'il fallait examiner toutes les erreurs préjudiciables à l'humanité, ce ne seraient certes pas les moindres, celles qui se sont perpétuées par l'influence de la tradition, sous la sanction tacite de la religion et de la loi sociale. Les juifs, sous la loi de Moïse, subissaient certaines règles d'une hygiène qu'un médecin philosophe ne déclinerait pas; mais le grand législateur des Hébreux n'avait pas compris la haute importance de la question que nous agitons en ce moment; et, à côté des préceptes qu'il établit, il écarte un grand nombre de ces principes aussi nécessaires et plus importants que ceux qui procédaient de sa loi. Il est évident que les obligations qu'il imposait reposaient sur la triple base de la morale, de la religion et de la politique, trinité grâce à laquelle toute nation est maintenue dans un ordre de choses régulier et conservateur. La tradition nous explique les motifs qui faisaient une loi absolue de s'abstenir de chairs réputées impures, de pratiquer des ablutions, de circoncire, ce qui n'empêche pas qu'il existe, dans la loi de Moïse, beaucoup de dérogations aux règles de l'hygiène. La société ne peut trouver mauvais que nous cherchions à l'éclairer, sans manquer au respect que nous lui devons; mais l'étude que nous entreprenons est d'une telle difficulté, que nous fléchissons devant la responsabilité qu'elle entraîne.

Qu'on réfléchisse, en effet, combien il est épineux de se poser en critique absolu d'une coutume qui paraît d'autant plus légitime qu'elle prend pour ainsi dire l'homme au berceau et le conduit jusqu'à la tombe; mais qu'importe, pourvu que notre parole jette dans les esprits un germe qui finira par triompher !

XIX

Coucher deux, c'est acquérir une intimité infinie, qui se traduit par un manque de pudeur, par une liberté organique qui enseigne et renseigne, qui prédispose et expose, sans le vouloir, sans le rechercher, sans même le désirer, aux effets qu'un vitalisme vagabond sait fatalement exploiter.

Le séjour dans le lit, le sommeil interrompu, la chaleur électro-animale qui y domine, le contact trop facile, la conversation libre, les souvenirs de la journée, les éléments sensuels qui vivent en nous, les passions qui ne font que sommeiller, les rêves ou les cauchemars qui nous agitent, l'influence des yeux, le travail d'une digestion, d'un estomac repu, sont autant d'excitateurs sensuels, de provocateurs, soit de la pensée, soit des désirs, soit d'une sensualité organique qu'on ne maîtrise quelquefois que très-difficilement. Ces lignes s'adressent aux individus sortis de l'enfance, où rien n'est raisonné, n'est encore compris ; mais des dangers d'une bien autre gravité s'attaquent encore aux jeunes enfants qu'on couche ensemble.

Un examen consciencieux et rétrospectif de ce que l'homme, enfant, a éprouvé à ce sujet, fournirait des faits irréfragables, en conformité de cette manière de voir. Nous nous adressons ici à tous, homme ou femme, fille ou garçon, sortis de l'âge où la nature entière obéit aux instincts,—car la raison y est négative,—où tout se façonne sous le développement d'une vie nouvelle, où bientôt cette vie sera tributaire d'une infinïté de besoins, de désirs et d'actions propres à aiguiser des sens, dont la liberté triompherait peut-être de la science et de la raison. Ce sera toujours l'objet de notre profond étonnement que le peu de soin qu'on met à réfréner l'éclosion de sensations si propres à éveiller les penchants, à créer de fâcheuses habitudes, à pervertir certaines natures, à faire surgir les vices de toutes pièces et à rendre faciles ces désordres moraux qu'on trouve si nombreux dans l'âge adulte. Evidemment, deux enfants du même sexe peuvent, sous l'empire des instincts, commencer par pervertir l'organisme avant de se pervertir sensuellement. Les penchants suivent les instincts ou se fortifient de leur action, si on ne vient pas réprimer ces tendances graves et funestes avec une sagesse pleine de discernement. Ces êtres, d'abord innocents, ensuite portés aux inclinations matérielles, qui finissent par être corrompus et flétris, ne peuvent plus se dérober aux passions sensuelles sans le secours de puissants sentiments religieux, sans même celui de l'appréhension de la correction et de la honte qu'on peut faire pénétrer en eux.

XX

L'enfance, chez la petite fille, ainsi que chez le petit garçon, court aux mêmes fins, si on n'y prend garde. C'est bien pis encore quand on rapproche d'une façon si intime deux enfants de sexes différents; les résultats, encore plus faciles à se produire, s'incarnent, pour ainsi dire, à mesure que ces êtres grandissent : ils deviennent irréparables.

Les enfants aux mains des bonnes, des nourrices, ne sont pas non plus à l'abri des dangers; cette liberté d'action de tous les moments, exercée sur ces tendres individus, qui, déjà, s'attachent à celles chargées de les surveiller et de favoriser leurs plaisirs et leurs jeux, peut aussi dégénérer en licence; ces tutrices, faibles elles-mêmes, reportent sur l'objet de leurs soins des tendresses qui peuvent se traduire par des passions placées sous l'impulsion directe des instincts et des penchants.

Qu'on ne s'y méprenne pas, l'enfance a deux époques où la nature joue deux rôles, d'abord celui des instincts, et ensuite celui des penchants. Ces derniers deviennent d'autant plus puissants, que les instincts exercent moins le droit souverain que la nature a imposé. Eh bien, dans ces cas, que je crois rares, mais non révocables en doute, les contacts font surgir des habitudes dont la morale a toujours à souffrir.

Outre les instincts et les penchants, il y a encore les causes physiques qui agissent à notre insu. Nous voulons parler des lois électro-magnétiques positives ou négatives, qui agissent et réagissent dans notre économie et créent des conditions que nous nommerons *électives*, lesquelles conditions imposent à la vie orga nique, à la vie encéphalo-rachidienne, des phénomènes que le simple bon sens ne saurait expliquer, mais dont la science pénètre le secret, des actions occultes qui nous rendent esclaves de désirs, de besoins et d'inclinations dont le vulgaire ne comprend pas la cause. C'est peut-être là la source des sympathies qu'on ne justifie pas, des répulsions que l'on a tant de peine à vaincre.

XXI

Tout dans la nature procède par voie d'élection ; chimiquement parlant, l'affinité est le choix que les corps manifestent pour s'allier les uns aux autres ; les végétaux s'enlacent et les animaux s'accouplent. Une condition d'attraction, d'affinité et de sympathie exerce sur la matière et sur les manifestations de la vie un empire dont on n'a pas encore suffisamment cherché le grand lien ou la loi suprême.

Si, dans la cohabitation nocturne de deux ou trois individus, nous considérons, outre les effets relevant du vitalisme que nous nommons *organique* (c'est-à-dire indépendant d'un sentiment psychique), ceux qui résultent du jeu des fonctions passionnelles et instinctives, nous verrons alors s'exercer une influence matérielle que le contrôle moral ne parviendra pas, au moins sans combat, à réprimer, et, si nous avons exprimé une opinion sévère sur la fâcheuse habitude de coucher deux dans l'âge où le mal n'est pas soupçonné, nous nous élèverons avec plus de force encore contre la réunion de deux individus arrivés à l'âge où les passions surgissent, où déjà elles ne sont plus à naître.

Le magnétisme, dont l'étude fait journellement des progrès, et qui, pour nous, comme nous l'avons dit, n'est simplement que l'électricité animale, joue un rôle immense dans l'économie de ce que nous appellerons nos *instincts sociaux;* nos goûts bien définis, nos préférences, nos sympathies, nos répulsions, nos intolérances, nos antipathies, ne sont autre chose que des manifestations, des effets visibles, tangibles même de la puissance et des propriétés du fluide électrique animal, positif et négatif. Il est probable que la vertu équilibrante de la nature s'exerce par le moyen de ces deux parties d'un même agent universel, douées de propriétés complémentaires dans les fonctions essentiellement biologiques ; ces parties sont le fluide énervant et le fluide innervant, qui se recherchent l'un et l'autre et se complètent même en passant d'un organisme à l'autre.

XXII

Nous avons tout d'abord dit l'impossibilité de maintenir ce contact sans que la pudeur en souffre, sans qu'il s'opère, n'importe sous quelle influence, des impressions d'une nature à créer plus de licence, à faire franchir la limite d'une réserve convenable, sans en venir encore aux irrésistibles effets qui procèdent de l'électricité magnétique. Le danger de cette action est entièrement relatif à la constitution des deux individus qui se trouvent en rapport direct. Une pensée suffit pour troubler certains sentiments ; une action peu réservée peut engendrer des résultats dont la possibilité n'était même pas entrevue, car, ainsi que nous l'avons dit, une force organique peut instantanément compromettre et profondément perturber une chasteté irréfléchie et l'attitude la plus réservée.

Le médecin, cet initiateur compétent en matière

d'études analytiques, ne doit pas hésiter à attribuer à l'action électrique, positive et négative, de deux êtres différemment doués, certains effets organiques, anormaux, les plus étrangers au libre arbitre, et si énergiques cependant, qu'ils ne sauraient être efficacement combattus, à un âge surtout où les forces de la volonté ne sont pas encore développées et où la raison et le raisonnement ont le moins d'empire.

Les rêves, surtout ceux où la volupté domine, sont évidemment les résultats de cette grande opération électro-magnétique, indépendante de la volonté du sujet, car le sommeil même ne peut l'empêcher. Est-il quelqu'un qui ignore que le rêve ou le cauchemar qui nous apporte les sensations d'un orage nous entoure d'une odeur sulfureuse, laquelle ne peut avoir pour cause que le jeu de l'électricité pendant le sommeil?

On peut en conclure quelle influence ont les rêves sur l'imagination éveillée, et partir de là pour juger cette espèce d'irritabilité organique qui est la conséquence d'actions ayant acquis une valeur sensuelle, et qui, quoique placées et accomplies tout à fait à l'insu de la raison, en dehors des désirs, sont toutefois reproduites par la pensée, à laquelle ont été imprimés une espèce d'ébranlement et un souvenir facile à rappeler. Eh bien! tous les phénomènes secondaires s'enchaînent, et de même qu'une étincelle peut embraser un large foyer, une impression, si petite qu'elle soit, si fugitive qu'elle paraisse, peut être la cause d'un résultat grandement à redouter.

XXIII

On voit que tous nos efforts tendent à apporter des preuves à l'appui de nos préventions contre une sensualité organique qui, tôt ou tard, finit par se confondre avec le sensualisme moral (1). Nous cherchons, par tous les moyens possibles, à bien définir, pour les mieux établir, les conditions dont l'urgence découle des lois naturelles réagissant physiologiquement et psychiquement sur l'individu ; nous les cherchons aussi pour mieux les combattre, suivant la méthode qui caractérise le médecin bien imbu de ses devoirs, c'est-à-dire en signalant l'éloignement de la cause déterminante comme la meilleure prophilaxie, aussi bien pour des agents de désordre nettement déterminés, que pour l'objet actuellement en question, espèce d'incarnation, s'il nous est permis de parler ainsi, d'un principe perturbateur de la vie morale et mentale.

XXIV

Pour quiconque creuse un peu profondément dans le chemin de l'observation, mille causes la-

(1) On trouvera peut-être cette expression singulière ; le mot moral, ici, exprime une condition relevant de l'état actif ou passif des sentiments sur lesquels pèsent des influences extérieures.

tentes surgissent de phénomènes qui restent, pour ainsi dire, inconnus au vulgaire : le moyen donc que le simple énoncé d'une de ces nouvelles virtualités ne rencontre pas, *à priori*, des incrédules et des détracteurs? Pourtant, nous n'avons pas reculé, quand il nous a paru utile et fécond en enseignements de tous genres, d'en signaler une dont la nature la soustrait plus complétement que toute autre peut-être à l'appréciation de la masse, car elle relève trop directement de la science. Et ce n'est pas là encore la plus grande difficulté que sa propagation devra rencontrer. Elle blesse, *à priori*, tous les instincts relevés et la force de l'habitude; elle fait pressentir la dégénérescence en vices de coutumes qui semblent l'accomplissement du vœu de la nature et de la société; en un mot, elle paraît calomnier la nature humaine. Les gens honnêtes, peu propres aux penchants par constitution, sont disposés à ne voir dans les observations préventives de la physiologie morale qu'une atteinte portée par anticipation à la forme morale que la famille adopte, car celle-ci tend toujours à voir, dans la marche vers l'avenir, la nécessité de suivre la loi qui a été faite pour elle.

Imbu que nous étions de la funeste causalité des débordements de la matière, nous avons entrepris de signaler une source large et féconde de dangers pour les mœurs; mais on comprendra notre hésitation et nos réticences devant les difficultés ardues d'un pareil travail : demeurer vrai, fort et persuasif, sans blesser en aucun point les convenances, c'est là un résultat auquel nous ne pouvons nous flatter d'être arrivé, et ce ne sera pas notre faute, mais bien celle du sujet lui-même que nous avons abordé, si nous n'avons pu jeter la conviction dans quelques pensées honnêtes, chastes et pieuses, sans leur découvrir le poison qui circule dans notre nature.

XXV

Nous avons, nous le croyons, exposé nettement notre manière de voir sur les dangers de mettre en contact direct deux êtres humains dans le temps du repos, du sommeil, temps où la chaleur excite, où la familiarité se développe, où le cerveau se crée un milieu fantastique, où les rêves abondent et où les cauchemars déterminent une fébricité organique et morale. Les individus du même sexe ou de sexe différent, d'âges variés, soit les jeunes avec les vieux, soit les adultes ensemble, soit les enfants chez lesquels point la raison, ou ceux qui, n'ayant pas encore conscience de leur organisation, sont tout entiers livrés à leurs instincts ; ceux aussi dont les penchants ont pris leur direction dans leurs instincts : chacune de ces séries d'êtres trouve, dans cette liberte de la vie organique, des rudiments qui les entraînent plus tard à la sensualité qu'on appelle *luxure*. Plus nous avançons dans l'étude de l'hygiène morale, comme complément d'un travail dont le but principal n'avait trait qu'à la médecine hygiénique proprement dite, plus nous reconnaissons que les causes qui oppriment la nature morale réagissent en désordres de la nature physique : tant il est vrai que tout se tient parfaitement dans le naturisme. Les influences de l'âme agissent sur le corps organique, comme celui-ci exerce une force altérante sur la vie de l'esprit, sans oublier pourtant que le libre arbitre dont l'homme est en possession rend la conscience tributaire des désordres qu'elle peut tolérer. Raison de plus pour affranchir l'âme de toute influence pernicieuse, car elle est probable de ses faiblesses et de ses désordres.

XXVI

C'est ici que nous sommes arrivé au point le plus délicat de notre tâche, et nous avouerons ingénument que nous nous trouvons aussi embarrassé des termes que de la solution à présenter pour ce cas tout spécial : il ne s'agit de rien moins que de la cohabitation nocturne en l'état de mariage et de l'espèce d'obligation dont elle est l'objet aux yeux des bonnes mœurs comme à ceux de la loi. C'est tout un autre ordre d'idées qui doit nous diriger dans cette circonstance. Précédemment, nous avions en vue de prévenir le développement d'effets nuisibles à la moralité; ici, nous ne devons nous élever tout d'abord que contre les abus, en quelque sorte, des affections physiques.

Dans la première partie de ce mémoire, nous avons cherché à étendre la question; mais, dans cette seconde partie, nous devons la restreindre à l'unique considération des avantages que la femme et l'homme retirent du soin d'éviter la durée ou l'habitude de la cohabitation nocturne.

XXVII

Si les mêmes dangers ont lieu dans le mariage, où l'habitude de coucher deux est, en quelque sorte, prescrite, il en existe d'autres auxquels il est bon de porter une grande attention. Le contact permanent nocturne, le peu de réserve qui existe alors entre les époux, l'occasion d'emprunter aux désirs ce que la volonté refuse à l'organisme, la pente facile qui existe pour passer de l'état de décence au cynisme, de la réserve à l'abandon de la pudeur, la prédominance fortuite des instincts brutaux entraînant à sa suite la perte des illusions, tout ceci est grandement à noter. Alors cette divine fleur d'amour n'est plus protégée; les feuilles n'abritent plus la corolle; le laisser-aller de la nature, dans tout ce qu'elle a de répugnant, finit par enlever le prestige du sentiment poétique, qui, dans maintes occasions, est le grand conservateur de la puissance sympathique, qui revient toujours et ne finit jamais.

S'il est vrai que les illusions en souffrent, s'il est vrai que la vie de l'amour ne se nourrit que de pudeur, de désir et d'une possession en quelque sorte poursuivie et bien en dehors des exigences matérielles, si cela est, disons-nous, la société intime des époux ne procède pas à la conservation de ses priviléges; elle les déserte en favorisant l'émigration des sentiments qui devaient lui être entièrement dévolus, elle souffre trop tôt de l'abandon, elle compte trop sur le devoir rigoureux, et pas assez sur une société trop facile. Dès que l'amour a un tombeau, il tarde peu à s'y engloutir.

XXVIII

Les considérations qui précèdent sont toutes au point de vue moral; mais comme médecin, et au point de vue philosophique, nous pourrions conclure que, d'une part, la vie familière, qui, par habitude, admet peu de réserve, est souvent fatale aux grands engagements de la tendresse conjugale ; l'amitié ou l'affection peuvent n'avoir rien à perdre, mais ils n'ont certainement rien à gagner à l'habitude contre laquelle nous nous élevons : désirer, c'est attiser un brasier pour y trouver toujours de la flamme ; c'est l'entretien d'un feu sacré, où l'amour, cet entrelacement de la vie morale et physique, trouve un aliment éternel.

Si nous avons dit qu'il y avait souvent danger de coucher deux par rapport aux règles rigoureuses de l'hygiène, disons donc aussi que ce n'en est pas un moindre de constituer une habitude régulière et continue par rapport au devoir du mariage. *Trop de familiarité engendre le mépris*, dit-on ; eh bien ! trop de facilité dans l'abandon réciproque de son individualité a le grave inconvénient d'émousser les sens, d'en faire fuir les attributs et de convier l'imagination à des besoins dont la nouveauté est l'essence. Nous ne mettons pas en doue que les devoirs conjugaux auraient moins souvent à souffrir, si la couche nuptiale était moins facile.

Nous nous permettrons de faire observer ici, dans l'intérêt des femmes absolument soumises aux lois du mariage, que, s'il est un moyen pour elles de s'assurer de la réciprocité de cette fidélité, si indispensable au bonheur des époux, elles doivent le rencontrer dans l'art de se rendre nécessaires, agréables et désirées, art qui implique une innocente coquetterie que la religion permet et approuve même, et qui n'est qu'un rude combat livré aux appétits sensuels. Il ne faudrait pas que, par une susceptibilité exagérée, elles confondissent alors leur rôle avec celui de certaines de leurs semblables, si expertes à recueillir les hommages : celles-ci font un métier, et ce n'est qu'un art, inoffensif à tous les titres, que nous leur indiquons.

XXIX

Parmi les inconvénients de cette fatale coutume, à l'unique point de vue du mariage, n'omettons pas de parler de l'atteinte grave qu'elle cause à la reproduction de l'espèce, atteinte qui résulte incontestablement d'excès et d'abus qui ne trouvent aucun frein dans un milieu journalier où tous les appétits des sens peuvent se satisfaire ; les cohabitations fréquentes créent la négation dans la force productive ; l'espèce s'amoindrit, car l'innervation factice ne peut produire ce que l'innervation dynamique est susceptible d'engendrer. L'imagination, qui crée le désir, n'opère que sous l'empire d'une force trop stimulée, fictive en quelque sorte et fatale pour le but qu'on s'est proposé; et, philosophiquement parlant, la société et la famille arrivent à souffrir des circonstances funestes à la reproduction. C'est, du reste, une remarque générale à faire que, dans toute action où la vie nerveuse domine, les produits sont atténués.

XXX

Nous voici à la fin de notre tâche, et c'est peut-être un peu tard pour reconnaître la témérité de notre tentative, surtout dans cette seconde partie, où nous avons donné à nos critiques la forme d'une espèce d'hygiène morale, sorte de physiologie dont les lois émanent d'un ordre en quelque sorte immatériel. La médecine, on le sait, exerce un grand pouvoir sur la vie matérielle comme sur la vie morale ; la mentalité humaine n'est pas en dehors de son action ; cette science si étendue, car elle comprend tous les êtres de la nature dans leurs fonctions organiques, les animaux en vue de leurs instincts et l'homme en vue de ses penchants, cette science exerce, répétons-le, une suzeraineté universelle.

Nos idées, nos réflexions, nos inductions, nos déductions enfin semblaient faciles dans l'improvisation du sujet, et, pourtant, dès le début de notre élucubration écrite, nous avons hésité, nous avons compris que ce sujet si délicat, si important et si généreux au point de vue de l'humanité, présentait des difficultés que l'art d'écrire, fût-il merveilleux, ne pourrait surmonter. Traiter un sujet pareil, c'est poursuivre et atteindre des instincts, des penchants, des vices, et comment écrire sans cynisme ce qui est cynique par soi-même?

Nous venons d'exprimer notre impuissance à rendre acceptables toutes nos considérations sur les dangers de toutes sortes qui s'attachent à l'habitude de coucher deux, à cette coutume qu'on trouve généralement fort simple, fort convenable, fort honnête; nous avons particulièrement insisté sur ceux qui intéressent la santé organique; nous avons fait voir ceux qui incombent à la vie morale, et nous n'avons pas omis ceux enfin qui peuvent devenir une cause fatale pour la vie mentale. Nous tairons beaucoup de choses; mais les observateurs et les penseurs suppléeront parfaitement au silence ou à la réserve que nous nous sommes imposé dans le cours de notre travail.

FIN.

BIBLIOTHEQUE NATIONALE DE FRANCE
3 7531 03987497 0